LES RÈGLES
D'UNE
SAINE ALIMENTATION

MICHAEL POLLAN est l'auteur de cinq ouvrages dont *In Defense of Food* (Nutrition, mensonges et propagande), un des grands succès de librairie du *New York Times* et *The Omnivore's Dilemna*, nommé l'un des dix meilleurs livres de 2006 par le *New York Times* et le *Washington Post*. Tous les deux lui ont valu le prix James Beard. Collaborateur de longue date au *New York Times Magazine*, Michael Pollan est aussi professeur en journalisme titulaire de la chaire de la fondation Knight de l'Université de Californie, à Berkeley.

MICHAEL POLLAN

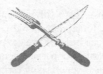

Les règles
d'une
saine alimentation

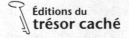
Éditions du
trésor caché

LES RÈGLES D'UNE SAINE ALIMENTATION
Édition originale publiée en anglais par Penguin Books,
New York, NY (É.-U.) sous le titre : FOOD RULES
© 2009, Michael Pollan
Tous droits réservés

ÉDITIONS DU TRÉSOR CACHÉ
2-36, rue de Varennes
Gatineau (Québec) J8T 0B6
CANADA
Tél. : 819-561-1024
Téléc. : 819-561-3340
Courriel : editions@tresorcache.com
Site web : www.tresorcache.com

Traduction : Caroline Charland
Infographie : Roseau infographie inc.
Photo de la couverture : Plamen Petkov

Dépôt légal – 2010
Bibliothèque nationale du Québec
Bibliothèque nationale du Canada
Bibliothèque nationale de France

Gouvernement du Québec – Programme de crédit d'impôt
pour l'édition de livres – Gestion SODEC

ISBN 978-2-922405-76-7

Imprimé au Canada sur du papier 100 % recyclé

Diffusion / distribution :
Canada : Messageries ADP, Longueuil (Québec),
Tél. : 450-640-1234
Europe : Interforum editis, Contact France : Messageries ADP,
Ivry sur Seine : +33 (0)1 49 59 11 56/91
Europe (marchés spéciaux) : WMI Sarl,
www.libreentreprise.com

Table des matières

*À ma mère qui a toujours su
que le beurre était meilleur pour la santé
que la margarine*

Introduction

S'alimenter, à notre époque, est devenu compliqué, et cela, selon moi, inutilement. Je reviendrai sur cette précision dans un instant, mais d'abord, examinons la complexité qui entoure, de nos jours, cette activité des plus fondamentales. La plupart d'entre nous en sommes venus à nous fier à des experts de toutes sortes pour savoir comment nous nourrir : médecins, livres de régimes, comptes-rendus des médias sur les derniers rebondissements en science de la nutrition, pyramides alimentaires et conseillers gouvernementaux, ou encore allégations relatives à la santé figurant sur l'emballage des produits alimentaires. Même si nous ne tenons pas toujours compte de l'avis de ces experts, leurs voix résonnent dans notre tête chaque fois que nous commandons au restaurant ou poussons notre charriot dans les allées du supermarché. Nous sommes maintenant aussi hantés par des considérations biochimiques. Comme c'est étrange qu'à l'heure actuelle, tout le monde ait au moins entendu parler d'« antioxydants », de « graisses saturées », d'« acides

gras oméga-3 », de « glucides », de « polyphénols »,
d'« acide folique », de « gluten » et de « probiotiques » !
C'en est au point où nous ne voyons plus des *aliments*,
mais les nutriments (bons et mauvais) qu'ils contiennent, et aussi bien sûr les calories, autant de qualités
invisibles qui, bien comprises, constitueraient la soi-
disant clé d'une bonne alimentation.

Or, malgré tout le bagage alimentaire scientifique et pseudoscientifique que nous avons assimilé ces
dernières années, nous ne savons *toujours pas* ce que
nous devrions manger. Faut-il se méfier davantage des
matières grasses ou des glucides ? Et quoi des « bons »
gras ? Qu'en est-il des « mauvais » glucides comme
le sirop de maïs à haute teneur en fructose ? Y a-t-il
lieu de se préoccuper du gluten ? Que faut-il penser des
édulcorants de synthèse ? Est-il vrai que telle céréale
de petit déjeuner améliorera la concentration de mon
fils à l'école ou que telle autre me protégera contre une
crise cardiaque ? Quand donc un bol de céréales est-il
devenu une intervention thérapeutique ?

Il y a quelques années, partageant la confusion
générale, j'ai décidé de chercher la réponse à une question simple, à savoir : que devrais-je manger ? Que
sait-on vraiment du rapport entre l'alimentation et la
santé ? Je ne suis ni expert en nutrition ni scientifique,
seulement un journaliste curieux à la recherche d'une
réponse toute simple pour moi et pour ma famille.

La plupart du temps, lorsque je me lance dans ce
type d'enquête, il devient vite évident que les choses

sont bien plus compliquées, ambiguës et aussi passablement plus sombres que je l'avais d'abord imaginé. Mais pas cette fois. Plus je m'enfonçais dans le fourré confus et déroutant de la science de la nutrition, faisant le tri des longues querelles portant sur les matières grasses et les glucides, des escarmouches relatives aux fibres et des débats violents concernant les suppléments, plus le paysage s'éclaircissait. Je me suis aperçu qu'en réalité, les scientifiques en savent bien moins sur la nutrition qu'on pourrait le croire et qu'en fait, la science de la nutrition est, disons pour être charitable, une science très *jeune*. On se demande encore précisément ce qui se passe dans le corps humain lorsqu'on sirote une boisson gazeuse, ce que cache en son âme une carotte pour être si bonne pour la santé, et pourquoi diable il y a tant de neurones – oui, de cellules du cerveau – dans l'estomac ! C'est un sujet fascinant, et peut-être un jour trouvera-t-on des réponses définitives aux questions nutritionnelles qui nous préoccupent, mais, comme vous le diront eux-mêmes les nutritionnistes, on n'en est pas là. Loin de là. La science de la nutrition, qui après tout n'a pas deux cents ans, est aujourd'hui à peu près au point où en était la chirurgie en 1650 : une discipline très prometteuse, très intéressante à suivre, mais de là à se laisser opérer… Personnellement, je préfère attendre.

Cependant, si j'ai appris énormément sur tout ce que nous ignorons en matière de nutrition, j'ai aussi appris quelques petites choses fondamentales *que l'on sait* concernant l'alimentation et la santé. C'est ce que j'entendais par *le paysage s'éclaircissait au fur et à mesure que je m'enfonçais.*

En gros, vous devez savoir deux faits importants concernant le rapport qui existe entre l'alimentation et la santé, et qui ne sont pas contestés. Toutes les parties opposées dans les guerres nutritionnelles sont d'accord sur ces points. Et, ce qui importe plus encore, c'est que ceux-ci sont assez solides pour être le fondement d'une alimentation intelligente. Les voici :

FAIT N° 1 : Les populations qui ont une alimentation dite occidentale, c'est-à-dire riche en aliments transformés, en viande, en matières grasses et en sucre ajouté, de même qu'en céréales raffinées, et riche en *toutes sortes de choses* sauf en légumes, en fruits et en grains entiers, présentent invariablement des taux élevés de maladies dites occidentales : obésité, diabète de type 2, maladies cardiovasculaires et cancer. Pratiquement tous les cas d'obésité et de diabète de type 2, quatre-vingts pour cent des maladies cardiovasculaires et plus d'un tiers de tous les types de cancer sont liés à cette forme d'alimentation. Quatre des dix maladies les plus meurtrières en Amérique du Nord sont des maladies chroniques qui lui sont attribuables. Or les disputes en science de la nutrition ne portent pas sur ce lien bien établi, mais plutôt sur la détermination des nutriments responsables des maladies chroniques dans l'alimentation occidentale. Est-ce que ce sont les graisses saturées, les hydrates de carbone raffinés, les fibres insuffisantes, les gras trans, les acides gras oméga-3, ou autre chose ? En définitive, en tant que mangeurs (sinon que scientifiques), nous savons tout ce qu'il faut savoir pour agir : le problème, pour une raison ou pour une autre, réside dans cette forme d'alimentation.

FAIT N° 2 : Les populations aux régimes alimentaires traditionnels les plus divers, en règle générale, ne souffrent pas de ces maladies chroniques. Or ces régimes peuvent être très dissemblables : riches en glucides (les Amérindiens d'Amérique centrale se nourrissent principalement de maïs et de fèves) ou très riches en graisses (les Inuit du Groenland vivent en grande partie de la graisse de phoque) ou en protéines (les tribus masai d'Afrique vivent surtout du sang, de la chair et du lait de leur bétail), pour ne citer que ces trois exemples assez extrêmes. Cependant, cet état de choses s'applique aussi bien aux régimes alimentaires traditionnels plus diversifiés. Ce que cela signifie, c'est qu'il n'existe pas un régime alimentaire idéal pour l'homme, mais que l'humain omnivore est merveilleusement adapté à une grande variété d'aliments et de régimes alimentaires. À une seule exception près : le relativement nouveau (sur le plan de l'évolution) régime occidental que la plupart d'entre nous ont adopté. Quel exploit pour une civilisation d'avoir créé le seul régime alimentaire qui rend systématiquement ses adeptes malades ! (S'il est vrai que nous vivons en général plus longtemps qu'autrefois ou que les peuples de certaines cultures, nous devons une grande partie de ces années gagnées à une diminution du taux de mortalité infantile et à une amélioration de la santé des enfants, et non pas à notre alimentation.)

Un troisième fait, grande source d'espoir, découle des deux premiers : les personnes qui abandonnent le régime alimentaire occidental voient leur santé s'améliorer considérablement. Les nombreuses recherches dont nous disposons le confirment : ses effets peuvent être renversés, et cela, assez rapidement.* Selon une de ces analyses, une population nord-américaine typique qui dévierait, même de façon modeste, du régime alimentaire occidental (et de ce style de vie) pourrait réduire ses risques de maladie coronarienne de 80 pour cent, de diabète de type 2 de 90 pour cent et de cancer du côlon de 70 pour cent.*

Pourtant, assez étrangement, ces deux (ou trois) faits établis ne sont pas au cœur de nos recherches en nutrition, ni même de nos campagnes alimentaires de santé publique. On cherche plutôt à déterminer *le* nutriment malfaisant, afin de permettre aux fabricants de

---

* Pour une analyse des recherches effectuées sur le régime alimentaire occidental et des solutions de rechange, consultez mon dernier livre, *In Defense of Food* (New York : Penguin Press, 2008). Vous y trouverez la plupart des données scientifiques à l'appui des règles alimentaires que je propose ici.

produits alimentaires de trafiquer leurs produits, sans aucune modification au régime alimentaire occidental, et aux fabricants de produits pharmaceutiques de créer et puis de nous vendre quelque antidote au nutriment trouvé coupable. Pourquoi? Eh bien, on investit beaucoup dans ce régime alimentaire occidental. Plus les aliments sont transformés, plus il devient rentable. L'industrie des soins de santé génère plus d'argent à traiter les maladies chroniques (qui représentent les trois quarts des deux billions de dollars et plus en soins de santé que nous dépensons chaque année dans ce pays) qu'à les prévenir. Par conséquent, ignorant l'éléphant que nous avons devant nous, nous nous concentrons sur les bons et les mauvais nutriments dont

---

* Le régime spécifié dans cette analyse se caractérise par une faible consommation de gras trans, un rapport élevé de graisses polyinsaturées sur les graisses saturées, une grande consommation de grains entiers, deux portions de poisson par semaine, l'apport quotidien d'acide folique recommandé et au moins cinq grammes d'alcool par jour. Quant aux modifications apportées au style de vie, il s'agit de ne pas fumer, de maintenir un indice de masse corporelle (IMC) inférieur à 25 et de s'adonner à trente minutes d'exercice par jour. Comme l'écrit l'auteur Walter Willett: « Le potentiel en matière de prévention des maladies grâce à des modifications alimentaires et comportementales tout à fait compatibles avec la vie au 21e siècle est énorme. » [Traduction libre] « The Pursuit of Optimal Diets: A Progress Report », *Nutritional Genomics: Discovering the Path to Personalized Nutrition*, éd. Jim Kaput et Raymond L. Rodriguez (New York : John Wiley & Sons, 2006).

l'identité semble changer au fil des études. Cependant, pour l'ensemble de ce que j'appelle l'industrie de la nutrition, cette incertitude ne constitue pas forcément un problème, la confusion aussi étant profitable. En effet, les experts en nutrition deviennent ainsi indispensables, les fabricants de produits alimentaires peuvent altérer leurs produits (et les allégations relatives à la santé) pour refléter les derniers résultats, et les gens des médias comme moi qui suivent ces questions ne manquent pas de sujets de reportages, entre les nouveaux aliments et les histoires de santé. Tout le monde y gagne, sauf nous, les mangeurs.

À titre de journaliste, je comprends parfaitement bien l'enjeu que représente la confusion généralisée du public. Nous œuvrons dans le domaine des explications, et si les réponses aux questions que nous étudions devenaient trop simples, nous nous retrouverions sans emploi. Effectivement, j'ai traversé un moment profondément troublant lorsqu'au bout de deux ou trois jours de recherches sur la nutrition en vue de mon dernier livre, *In Defense of Food*, je me suis aperçu que la réponse à la question soi-disant extrêmement compliquée, à savoir ce que nous devrions manger, n'était en fin de compte pas si compliquée que cela et pouvait se résumer en seulement neuf mots :

Mangez de vrais aliments. Sans excès.
Principalement des végétaux.

C'était là l'essentiel. Bien sûr, ce fut une grande satisfaction pour moi que de trouver la réponse, un bout de fond durci profondément enfoui dans le marais de la science de la nutrition – neuf mots tout simples, et sans diplôme en biochimie. Mais ce fut aussi angoissant, car mon éditeur s'attendait à quelques milliers de mots de plus. Heureusement pour nous deux, j'ai compris qu'il valait la peine de raconter pourquoi une question aussi simple que ce qu'il convient de manger est devenue si compliquée. D'où l'objectif de ce livre-là.

Le but du présent ouvrage est tout autre. Il y est beaucoup moins question de théorie, d'histoire et de science que de nos habitudes de vie. Dans ce livre court et radicalement abrégé basé sur ces neuf mots, je développe une série de règles détaillées ou politiques personnelles conçues pour vous aider à consommer de vrais aliments avec modération et, du même coup, abandonner essentiellement le régime alimentaire occidental. Ces règles sont énoncées en langage courant. C'est volontairement que j'évite le vocabulaire de la nutrition ou de la biochimie, même si la plupart sont entérinées par des recherches scientifiques.

Ce livre n'est pas de l'antiscience. Au contraire, lors de mes recherches et de la vérification sérieuse de ces règles, j'ai fait bon usage de la science et des scientifiques. Cependant, je suis sceptique sur bien des choses qui passent pour de la science de la nutrition, et suis convaincu qu'il existe dans le monde d'autres sources de sagesse et d'autres vocabulaires pour parler intelligemment de l'alimentation. L'être humain s'est bien alimenté et maintenu en bonne santé pendant des millénaires avant que la science de la nutrition vienne lui dire comment faire ; il est tout à fait possible de manger sainement sans savoir ce qu'est un antioxydant.

Alors, à qui donc nous en rapportions-nous avant que les scientifiques (et à tour de rôle les gouvernements, les organismes de santé publique et les spécialistes en marketing) commencent à nous dire quoi manger ? Nous nous en remettions à nos mères, à nos grands-mères et à nos ancêtres plus lointaines, autrement dit, à la tradition et à la culture. Nous savons que ces sources foisonnent en sagesse alimentaire, faute de quoi l'homme n'aurait pas survécu et prospéré au point où il l'a fait. Cette sagesse alimentaire est le produit d'un processus d'évolution impliquant des tas de gens du monde entier qui, ayant trouvé ce qui maintient (ou pas) en bonne santé, ont transmis ces connaissances sous forme d'habitudes et de combinaisons alimentaires, de manières, de règles, de tabous et de pratiques quotidiennes et saisonnières, et aussi de mémorables proverbes et adages. Toutes ces traditions sont-elles infaillibles ? Non. Bon nombre de contes de bonne femme portant sur l'alimentation s'avèrent être surtout du domaine de la superstition. Il reste qu'une grande part de cette sagesse alimentaire vaut la peine d'être préservée, relancée et suivie. Or c'est précisément l'objectif du présent livre.

Dans *Les règles d'une saine alimentation*, toute cette expérience est condensée en soixante-quatre règles simples visant à assurer une alimentation saine et heureuse. Celles-ci sont structurées davantage en fonction de la culture que de la science, même si dans bien des cas la science corrobore ce que la culture sait depuis longtemps. Il n'est pas surprenant que ces deux différents vocabulaires ou formes de connaissances parviennent souvent à la même conclusion (comme lorsque les scientifiques ont confirmé récemment que la tradition de consommation de tomates accompagnées d'huile d'olive est bonne pour la santé, le lycopène de la tomate étant soluble dans l'huile, ce qui le rend plus facilement assimilable). J'ai aussi évité de trop parler des nutriments, non pas parce qu'ils sont insignifiants, mais parce qu'à force d'en faire le point central, on voile d'autres vérités alimentaires plus importantes.

Les aliments, c'est bien plus que la somme de leurs composantes nutritionnelles, car celles-ci interagissent de façons encore mal comprises. Il se peut que le niveau de transformation des aliments soit la principale clé de leurs bienfaits pour la santé : en effet, non seulement la transformation peut priver les aliments de leurs nutriments et y ajouter des produits toxiques, mais elle les rend plus facilement assimilables, ce qui peut nuire à notre insuline et à notre métabolisme des graisses. Aussi, les contenants en plastique dans lesquels les aliments transformés sont généralement emballés peuvent présenter un risque accru pour la santé. C'est pourquoi une grande partie des règles contenues dans ce livre ont pour but de vous aider à éviter les aliments très transformés – que je préfère appeler « substances comestibles ayant l'apparence d'aliments ».

La plupart de ces règles sont de mon cru, mais bon nombre d'entre elles ont plus d'un auteur. Il s'agit de bribes, parfois anciennes, d'une culture alimentaire, qui méritent notre attention, car elles peuvent nous être utiles. J'ai recueilli ces adages sur l'alimentation auprès de sources très variées (les plus vieux étant indiqués entre guillemets.) J'ai consulté des folkloristes et des anthropologues, des médecins, des infirmières, des nutritionnistes et des diététiciens ainsi qu'un grand nombre de mères, de grands-mères et d'arrière-grands-mères. J'ai sollicité mes lecteurs et les participants à des colloques et à des causeries sur trois continents. J'ai aussi rendu public un site Web où l'on pouvait partager des règles transmises par ses parents ou par d'autres sources que l'on avait trouvées particulièrement utiles : une seule demande sur le blogue « Well » du *New York Times* m'a valu deux mille cinq cents suggestions. Toutes n'étaient pas sensées (« Un seul type de viande par pizza » ne constitue probablement pas un gage de santé), mais la plupart l'étaient, et j'en ai retenu plusieurs. Merci à tous ceux qui ont contribué à ce projet. Ensemble, ces règles s'élèvent comme des voix pour chanter la sagesse populaire alimentaire. J'ai eu pour tâche non pas d'inventer ces propos sages, mais de les organiser et de les passer en revue. Je parie que ces voix sont aussi, sinon plus susceptibles de nous inspirer et de nous aider à corriger notre relation vis-à-vis de l'alimentation que la science, l'industrie ou le gouvernement.

Chacune des soixante-quatre règles suivantes est accompagnée d'un ou deux paragraphes explicatifs, à l'exception de quelques-unes qui sont explicites. Il n'est pas nécessaire de toutes les mémoriser, car bon nombre d'entre elles vont dans le même sens. Par exemple, les règles numéros 11 («Évitez les aliments annoncés à la télévision») et 7 («Évitez les produits alimentaires contenant des ingrédients qu'un élève de troisième année serait incapable de prononcer») ont été conçues pour vous mettre en garde contre ce type de produit très transformé lorsque vous faites vos emplettes. Mon souhait, c'est qu'une poignée de ces règles *collent* suffisamment ou soient assez mémorables pour devenir une seconde nature: quelque chose que vous faites, ou au contraire que vous évitez, sans même y penser.

Si j'en parle comme de règles, je les considère moins comme des lois absolues que comme des politiques personnelles. Les politiques sont des outils utiles. Au lieu de prescrire des comportements très précis, elles nous procurent des lignes directrices larges qui devraient faciliter et accélérer nos décisions quotidiennes. Une politique générale comme la règle numéro 36 («Ne mangez pas de céréales de petit déjeuner qui modifient la couleur du lait») vous permettra de passer moins de temps à lire les listes d'ingrédients et à prendre des décisions, debout au milieu de l'allée des céréales. Voyez ces politiques alimentaires comme de petits algorithmes conçus pour simplifier votre vie de mangeur. Adoptez celles qui collent ou qui vous conviennent le mieux.

Néanmoins, ne manquez pas d'en adopter au moins une de chacune des trois sections, car chaque partie concerne un aspect précis de votre vie de mangeur. Les règles de la première section ont été conçues pour vous aider à manger « de vrais aliments », ce qui, étant donné ce que sont nos supermarchés modernes, est beaucoup plus difficile qu'on pourrait le penser. Elles vous proposent des moyens de filtrer et de discerner les vrais aliments des substances comestibles à l'apparence d'aliments que vous voulez éviter. La deuxième section sous-titrée « Principalement des végétaux » contient des règles susceptibles de faciliter votre choix de vrais aliments. Quant à la troisième, sous-titrée « Sans excès », elle traite plus de la *façon* que de *ce* qu'il convient de manger ; il s'agit d'une série de politiques conçues pour encourager des habitudes quotidiennes simples et vous aider à modérer votre consommation, *tout en* en tirant davantage de satisfaction. Si ces deux objectifs vous paraissent contradictoires, eh bien, poursuivez votre lecture.

PREMIÈRE PARTIE

Que devrais-je manger ?

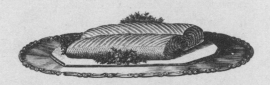

(De vrais aliments.)

Les règles énoncées dans cette section vous aideront à distinguer les vrais aliments, c'est-à-dire les plantes, les animaux et les champignons que les gens mangent depuis des générations, des produits transformés issus de la science de l'alimentation moderne qui dominent de plus en plus le marché et le régime alimentaires en Occident. Chacune de ces règles propose un filtre différent permettant de les distinguer, mais toutes ont un objectif commun : celui de vous aider à faire en sorte que des aliments malsains ne se retrouvent pas dans votre panier de provisions.

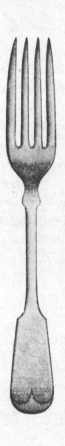

Mangez de
vrais aliments.

V oilà qui est plus facile à dire qu'à faire, surtout à une époque où dix-sept mille nouveaux produits font leur apparition sur les rayons des supermarchés chaque année, se disputant votre allocation alimentaire. La plupart d'entre eux ne méritent pas cependant le nom d'aliments : je les appelle d'ailleurs « des substances comestibles ayant l'apparence d'aliments ». Il s'agit de mélanges hautement transformés conçus par des scientifiques du domaine de l'alimentation, composés principalement d'ingrédients dérivés du maïs et du soja qu'aucune personne normale n'a dans son garde-manger et qui contiennent des additifs chimiques auxquels le corps humain n'a pas encore eu le temps de s'habituer. De nos jours, le plus grand défi d'une saine alimentation consiste à choisir de vrais aliments et à éviter ces nouveautés industrielles.

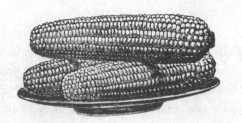

2

Ne mangez rien que votre arrière-grand-mère ne reconnaîtrait pas comme étant un aliment.

Imaginez-vous en train d'arpenter les allées du supermarché en compagnie de votre arrière-grand-mère ou même de votre grand-mère (selon votre âge). Vous voilà devant le rayon des produits laitiers. Prenant un paquet de tubes de yaourt GoGurt (qui se mange sans cuillère), votre ancêtre se demande ce que peut bien être ce cylindre en plastique de gel coloré et aromatisé : s'agit-il d'un aliment, d'un tube de dentifrice ? On trouve actuellement sur les rayons des supermarchés des milliers de produits soi-disant alimentaires que nos ancêtres ne reconnaîtraient tout simplement pas comme étant des aliments. Les raisons d'éviter de consommer de ces produits alimentaires complexes sont nombreuses et vont au-delà des divers additifs chimiques et dérivés du maïs et du soja qu'ils contiennent, et aussi des matières plastiques probablement toxiques de certains de leurs emballages. De nos jours, les aliments sont conditionnés de façon à nous inciter à en augmenter la consommation. On joue sur nos goûts évolutionnaires, c'est-à-dire sur nos préférences innées pour le sucré, le gras et le salé. Difficiles à trouver dans la nature, ces goûts sont cependant bon marché et faciles à utiliser pour les scientifiques du monde de l'alimentation. La transformation des aliments nous pousse donc à consommer bien plus de ces denrées rares à l'état naturel qu'il n'est souhaitable pour notre santé. La règle de l'ancêtre vous aidera à éviter que la plupart de ces produits ne se retrouvent dans votre panier de provisions.

Note : Si votre arrière-grand-mère se nourrissait mal ou ne faisait pas bien la cuisine, imaginez celle de quelqu'un d'autre, idéalement une Sicilienne ou une Française.

Les règles qui suivent affinent cette stratégie en vous aidant à naviguer à travers le paysage semé d'embûches des listes d'ingrédients.

3

Évitez les produits alimentaires qui contiennent des ingrédients qu'une personne normale n'aurait pas dans son garde-manger.

É thoxylate de diglycérides ? Cellulose ? Gomme de xanthane ? Proponiate de calcium ? Sulfate d'ammonium ? Si ce ne sont pas des ingrédients que vous utiliseriez vous-même pour cuisiner, pourquoi laisser les autres les incorporer dans des produits qui vous sont destinés ? Le nécessaire à chimie des scientifiques du domaine de l'alimentation a été conçu pour augmenter la durée de conservation des aliments, les faire paraître plus frais qu'ils ne le sont vraiment et plus appétissants, et vous inciter à en manger davantage. Que ces additifs posent réellement un danger pour la santé ou non, comme bon nombre d'entre eux ne font pas l'objet d'une consommation humaine depuis longtemps, mieux vaut les éviter.

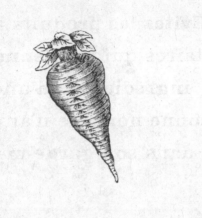

4

Évitez les produits alimentaires qui contiennent du sirop de glucose riche en fructose.

Et cela, pas parce que le sirop de glucose riche en fructose (HFCS) est pire qu'une autre forme de sucre, mais parce que, comme beaucoup d'autres ingrédients obscurs contenus dans les aliments emballés, c'est le signe qu'un produit a été hautement transformé. Aussi, on ajoute maintenant du sirop de glucose riche en fructose à des centaines d'aliments auparavant non sucrés comme le pain, les condiments et les aliments pour casse-croûte. Par conséquent, en évitant les produits qui en contiennent, vous diminuerez votre consommation de sucre. Mais attention : ne vous laissez pas duper par la dernière supercherie de l'industrie alimentaire, à savoir les produits décrits comme étant « sans sirop de glucose riche en fructose » ou « avec du sucre de canne véritable ». Si ces allégations laissent sous-entendre des produits plus sains, il n'en est rien. Du sucre, cela reste du sucre.

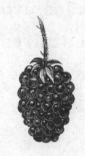

Évitez les aliments dont l'un des trois premiers ingrédients est constitué de sucre (ou d'édulcorant) sous quelque forme que ce soit.

Sur les étiquettes, les différents ingrédients sont indiqués par ordre de poids. Tout produit contenant plus de sucre que d'autre chose contient trop de sucre. (Pour une exception à cette règle, reportez-vous à la règle numéro 60 concernant les aliments réservés aux occasions spéciales.) Pour compliquer les choses, grâce à la science de l'alimentation, on utilise maintenant dans les aliments transformés quelque quarante sortes de sucre, dont le malte d'orge, le sucre de betterave, le sirop de riz brun, le jus de canne, l'édulcorant à base de maïs, la dextrine, le dextrose, les fructo-oligo-saccharides, le concentré de jus de fruits, le glucose, le saccharose, le sucre inverti, le polydextrose, le sucre turbinado et ainsi de suite. Mais je le répète : du sucre, cela reste du sucre. Et cela est aussi vrai du sucre biologique.

Pour ce qui est des édulcorants non caloriques comme l'aspartame ou le Splenda, selon certaines recherches (effectuées sur des humains et sur des animaux), substituer des édulcorants artificiels au sucre n'encourage pas la perte de poids, pour des raisons encore mal comprises. Il se peut que le fait de tromper le cerveau par de fausses promesses ne fasse que stimuler l'envie de sucre.

6

Évitez les aliments qui contiennent plus de cinq ingrédients.

L e chiffre précis que vous adopterez est arbitraire, mais sachez que plus un aliment emballé contient d'ingrédients, plus il risque d'être transformé. Note 1 : Cela ne s'applique cependant pas à une longue liste d'ingrédients dans une recette. Note 2 : Certains produits, quelque peu trompeurs, se vantent de listes réduites d'ingrédients. Häagen-Dazs par exemple a une nouvelle gamme de glaces appelée « five ». Très bien, mais cela reste de la glace. De même pour les croustilles de maïs Tostitos publicisées par Frito-Lay : cela reste des croustilles de maïs. Pour ce genre d'aliment, appliquez la règle numéro 60 pour savoir comment gérer votre consommation de gâteries et d'autres aliments réservés aux occasions spéciales.

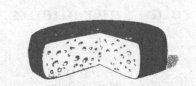

Évitez les produits alimentaires qui contiennent des ingrédients qu'un élève de troisième année serait incapable de prononcer.

En gros, même idée, autre mnémotechnique. Optez pour la simplicité !

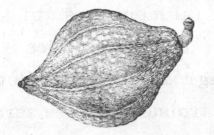

8

Évitez les produits alimentaires portant des allégations santé.

Cela semble contre-intuitif, mais pensez-y bien : pour qu'un produit porte sur son emballage une allégation santé, il doit commencer par être emballé, ce qui le rend d'emblée plus susceptible d'être transformé qu'entier. Ensuite, seuls les grands fabricants de produits alimentaires ont les moyens de se procurer des allégations santé approuvées par la FDA et puis de faire beaucoup de battage dans le monde entier autour de leurs produits. Généralement, ce sont les produits de la science moderne de l'alimentation qui portent les allégations les plus audacieuses, celles-ci étant souvent fondées sur une science incomplète et dans la plupart des cas, mauvaise. N'oubliez pas que la margarine, un des premiers aliments industriels à être proclamé meilleur pour la santé que le produit traditionnel qu'il devait remplacer, s'est avérée bourrée de gras trans responsables de crises cardiaques. Les aliments les plus sains d'un supermarché, soit les fruits et les légumes frais, ne vantent pas leurs bienfaits pour la santé, pour la bonne raison que les agriculteurs n'ont ni le budget nécessaire, ni l'emballage. Ne voyez pas dans le silence des ignames le signe qu'ils n'ont aucune valeur pour la santé.

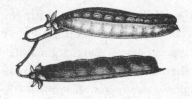

Évitez les aliments portant des mentions du type « Lite », « à faible teneur en gras » ou « maigre ».

La campagne de promotion, qui aura duré quarante ans, des versions « à faible teneur en gras » et « maigre » d'aliments traditionnels a été un échec. Nous avons grossi malgré ces produits allégés. Pourquoi ? Parce qu'en supprimant le gras des aliments, on n'en fait pas forcément des aliments minceur. Les glucides aussi peuvent faire grossir. Or dans bon nombre d'aliments à faible teneur en gras ou maigres, la quantité de sucre a été augmentée pour compenser la perte de saveur. Aussi, en diabolisant un certain type de nutriment, en l'occurrence les matières grasses, on donne inévitablement un laissez-passer à un autre, prétendument sain – les glucides dans ce cas –, qui devient à son tour l'objet d'une consommation excessive. Depuis le début de cette campagne de promotion d'une alimentation faible en matières grasses initiée à la fin des années 1970, en Amérique du Nord, on consomme au quotidien plus de 500 calories de plus qu'avant, principalement sous forme de glucides raffinés comme le sucre.

Le résultat : l'homme moyen a grossi de 7,7 kilos et la femme moyenne de 8,6 kilos depuis la fin des années 1970. Il vaut mieux manger de vrais aliments en modération que de s'empiffrer de produits alimentaires dits « lite » bourrés de sucre et de sel.

10

Évitez les aliments qui prétendent être ce qu'ils ne sont pas.

Le simili beurre, alias la margarine, est l'exemple classique. La fabrication d'un produit comme le fromage à la crème maigre, sans crème ni fromage, requiert un niveau extrême de transformation ; ce type de produit devrait être étiqueté en tant qu'imitation et évité. Il en est de même des viandes artificielles à base de soja, des succédanés du sucre, des fausses matières grasses et de l'amidon synthétique.

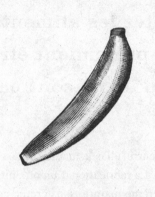

Évitez les aliments annoncés à la télévision.

Les spécialistes du marketing alimentaire sont habiles dans l'art de transformer les critiques formulées contre leurs produits – et les règles comme celles-ci – en nouveaux moyens de vendre des versions légèrement modifiées des mêmes aliments transformés. Les ayant simplement reformulés (comme étant allégés, sans HFCS, sans gras trans ou encore comme contenant moins d'ingrédients), ils en vantent les mérites pour la santé, que ces allégations soient vraies ou non. La meilleure façon d'échapper à ces stratagèmes, c'est d'éviter tout ce qui fait l'objet de marketing en refusant d'acheter des produits très publicisés. Seuls les grands fabricants de produits alimentaires ont les moyens de faire la publicité de leurs produits à la télévision. Or plus des deux tiers des annonces portent sur des aliments transformés (et l'alcool). Par conséquent, si vous évitez les produits aux grands budgets publicitaires, vous éviterez automatiquement les substances comestibles ayant l'apparence d'aliments. Quant aux cinq pour cent de publicités faites sur des aliments entiers (par des producteurs de pruneaux et de fruits à coque ou des éleveurs de bovins par exemple), il faut espérer que vous aurez le bon sens de faire la part des choses, car il s'agit d'exceptions qui confirment la règle.

Des allégations santé bidon et une science de l'alimentation défaillante ont transformé les supermarchés en lieux particulièrement insidieux où il est difficile de trouver de vrais aliments, ce qui nous amène aux deux règles suivantes.

12

Au supermarché, cantonnez-vous aux allées périphériques et évitez les allées centrales.

La plupart de supermarchés sont disposés de la même façon. Les produits alimentaires transformés dominent les allées centrales, tandis que les aliments frais, c'est-à-dire les fruits et les légumes, la viande et le poisson, et aussi les produits laitiers, sont agencés le long des murs. Si vous vous cantonnez aux lisières du magasin, vous avez plus de chances de remplir votre panier de vrais aliments. Cette stratégie n'est cependant pas infaillible, le sirop de glucose à haute teneur en fructose par exemple s'étant infiltré dans la section des produits laitiers à la faveur de yaourts aromatisés et autres.

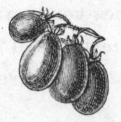

13

Ne mangez que des aliments qui finiraient par pourrir.

Que signifie qu'un aliment «pourrit» ? Cela signifie habituellement que les champignons, les bactéries, les insectes et les rongeurs à qui nous disputons les nutriments et les calories s'en emparent avant nous. La transformation des aliments a vu le jour comme un moyen d'en prolonger la durée de conservation en les protégeant contre ces rivaux. Cela se fait souvent en les rendant moins appétissants pour ces derniers, en les privant des nutriments qui les attirent ou en en supprimant certains autres susceptibles de rancir comme les acides gras oméga-3. Plus un aliment est transformé, plus il a une longue durée de conservation, et moins il est nutritif en règle générale. Les aliments véritables étant vivants, il est normal qu'ils meurent. (Il existe néanmoins quelques exceptions à cette règle : par exemple, le miel a une durée de conservation qui se mesure en siècles.) Note : au supermarché, la plupart des substances immortelles à l'apparence d'aliments se trouvent dans les allées centrales.

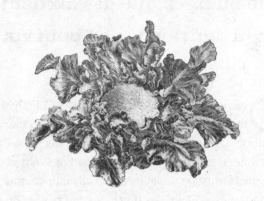

Mangez des aliments préparés à partir d'ingrédients que vous pouvez imaginer crus ou en train de pousser dans la nature.

Lisez la liste d'ingrédients d'un paquet de Twinkies ou de Pringles et imaginez leur aspect véritable à l'état cru ou là où ils poussent. Ce n'est pas possible. Grâce à cette règle, vous éviterez toutes sortes de produits chimiques et de substances ayant l'apparence d'aliments.

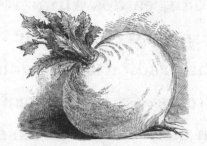

15

Dans la mesure du possible, faites vos provisions ailleurs qu'au supermarché.

Vous ne trouverez pas de sirop de maïs à haute teneur en fructose au marché des producteurs. Vous n'y trouverez pas non plus de produits alimentaires minutieusement transformés, de paquets aux longues listes d'ingrédients impossibles à prononcer ou aux allégations santé douteuses, d'aliments à réchauffer au four à micro-ondes ni, peut-être plus important encore, de produits en provenance de pays lointains. Ce que vous trouverez, ce sont des produits frais, entiers, qui ont été cueillis au meilleur de leur goût et de leur qualité nutritionnelle : précisément le genre d'aliment que votre arrière-grand-mère ou même vos ancêtres de l'âge néolithique reconnaîtraient facilement comme de la nourriture, le type même qui est vivant et pourrissable.

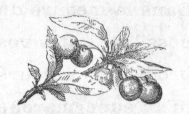

Achetez vos collations au marché des producteurs.

Vous grignoterez ainsi des fruits frais ou secs et des fruits à coque, c'est-à-dire de vrais aliments, plutôt que des chips et des bonbons.

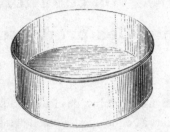

Tenez-vous-en à des aliments qui ont été cuisinés par des humains.

S i vous avez l'intention de laisser les autres faire la cuisine à votre place, mieux vaut que ce soient des humains que de grandes sociétés. Ces dernières utilisent trop de sel, de matières grasses, de sucre, ainsi que d'agents de conservation, de colorants et d'autres nouveautés biologiques. Elles cherchent ainsi à rendre leurs produits alimentaires immortels. Note : les chefs cuisiniers, qui sont généralement des êtres humains, font aussi souvent grand usage de sel, de matières grasses et de sucre, par conséquent, réservez les sorties au restaurant pour les grandes occasions.

Je vous propose quelques variantes utiles à la règle sur les aliments cuisinés par des humains.

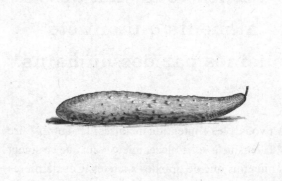

18

Ne consommez pas
d'aliment préparé dans un
endroit où le port d'un
bonnet de chirurgien
est obligatoire.

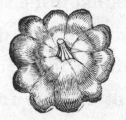

19

Mangez les produits de la nature, pas ce qui a été produit par l'homme.

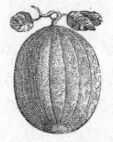

Si on vous l'a servi au volant de votre voiture, ce n'est pas de la nourriture.

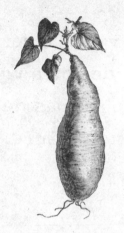

Si le nom est le même dans toutes les langues, ce n'est pas un aliment. (Prenez par exemple Big Mac, Cheetos ou Pringles.)

DEUXIÈME PARTIE

Quels types *d'aliments*
devrais-je manger ?

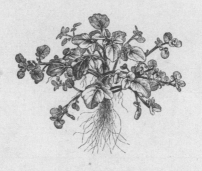

(Principalement des végétaux.)

Si vous suivez les règles proposées jusqu'ici, vous consommerez principalement de vrais aliments entiers, ce qui constitue la clé d'une saine alimentation. À partir de là, toutes sortes de choix s'offrent à vous. Une leçon à tirer de l'étonnante diversité des régimes traditionnels des peuples du monde entier, c'est qu'il est possible d'avoir une alimentation incroyablement diversifiée, tant que l'on se nourrit de vrais aliments. Il a toujours existé et existe encore des régimes sains riches, ou au contraire pauvres en matières grasses, mais tous reposent sur des aliments entiers. Il reste que certains aliments entiers sont meilleurs pour la santé que d'autres et que certaines façons de les produire, puis de les combiner dans un repas peuvent faire une différence. Par conséquent, par le biais de règles énoncées dans la présente section, je vous fais quelques suggestions personnelles concernant ce que nous devrions manger, au-delà des simples « aliments ».

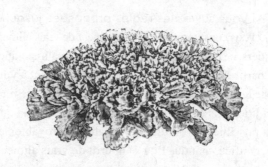

22

Mangez surtout des végétaux, et en particulier des feuilles.

L es scientifiques ne s'entendent pas forcément sur ce que les végétaux ont de bon : est-ce que ce sont les antioxydants ? Les fibres ? Les acides gras oméga-3 ? Tous sont cependant d'accord sur un point : les végétaux sont certainement très bénéfiques et ne peuvent en tout cas pas causer de tort. Il existe toute une série d'études selon lesquelles un régime riche en légumes et en fruits réduirait le risque de mourir d'une maladie occidentale : dans les pays dont la population consomme tous les jours au moins un demi-kilo de légumes et de fruits, le taux de cancer est deux fois moins élevé qu'en Amérique du Nord. Aussi, avec un régime alimentaire principalement végétal, vous consommerez moins de calories, car les aliments végétaux, exception faite des graines, des céréales et des fruits à coque, sont généralement moins « énergétiques » que les autres aliments que vous ingérez. (Or un apport calorique réduit protège contre bon nombre de maladies chroniques.) Les végétariens sont notamment en meilleure santé que les carnivores, et ils vivent plus longtemps.

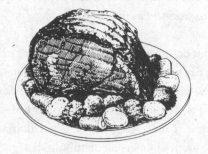

23

Traitez la viande comme un assaisonnement ou comme un aliment réservé aux grandes occasions.

S'il est vrai que les végétariens sont généralement en meilleure santé que les carnivores, cela ne veut pas dire que vous devez bannir la viande de votre alimentation si vous en êtes friand. La viande, que les humains mangent et apprécient depuis longtemps, est un aliment nourrissant. C'est la raison pour laquelle je vous propose de consommer « principalement » et non pas « uniquement » des végétaux. Il s'avère que les végétariens flexibles ou « flexitariens », qui consomment de la viande une ou deux fois par semaine, sont en aussi bonne santé que les végétariens. Néanmoins, le Nord-Américain moyen en mange deux ou même trois fois par jour, soit plus de 250 grammes par jour. Or il a été prouvé que plus vous mangez de viande, de viande rouge en particulier, plus vous risquez d'être victime d'une maladie cardiaque ou du cancer. Pourquoi ?

Peut-être à cause des graisses saturées ou du type de protéines qu'elle contient, ou tout simplement parce que toute cette viande laisse peu de place aux aliments végétaux. Envisagez d'inverser les portions traditionnelles : au lieu d'un steak de 225 grammes accompagné d'une portion de 110 grammes de légumes, servez 110 grammes de bœuf et 225 grammes de légumes. Thomas Jefferson était sans doute sur une piste lorsqu'il a émis la recommandation d'un régime principalement végétal où la viande sert principalement d'ingrédient, selon la « loi des saveurs ».

24

« Manger ce qui n'a qu'un pied (champignons et végétaux) vaut mieux que manger ce qui a deux pattes (volaille), ce qui est encore préférable à manger ce qui en a quatre (vaches, cochons et autres mammifères). » [Traduction libre]

Ce proverbe chinois résume bien la sagesse traditionnelle de ce peuple vis-à-vis des vertus relatives des différents types d'aliments, même si, inexplicablement, il n'y est pas question du poisson, très sain et entièrement exempt de pattes.

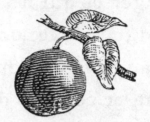

25

Mangez vos couleurs.

L'idée selon laquelle une saine assiettée serait carac-
térisée par une variété de couleurs constitue un
excellent exemple de conte de bonne femme en matière
d'alimentation qui s'avère aussi être de la bonne science.
Les couleurs de nombreux légumes sont le reflet de leurs
différents composés phytochimiques antioxydants :
anthocyane, polyphénols, flavonoïdes et caroténoïdes.
Bon nombre de ces produits chimiques jouent un rôle
de protection contre les maladies chroniques, chacun
de façon légèrement distincte. La meilleure protection
vient donc d'une alimentation aussi riche que possible
en composés phytochimiques de toutes sortes.

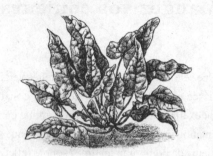

26

Buvez l'eau de cuisson des épinards.

Voici encore une croyance populaire appuyée par la bonne science : l'eau de cuisson des légumes est riche en vitamines et autres composés phytochimiques. Servez-vous-en comme base de soupe ou de sauce.

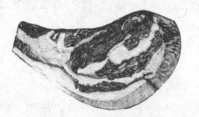

27

Mangez des animaux qui ont eux-mêmes été sainement alimentés.

L'alimentation des animaux que nous mangeons influence énormément la qualité du point de vue de la nutrition et de la santé des produits que nous en tirons, qu'il s'agisse de viande, de lait ou d'œufs. Cela peut sembler évident, mais c'est une vérité systématiquement ignorée par la chaîne alimentaire industrielle en quête d'une production de vastes quantités de protéines animales bon marché. Le régime alimentaire de la plupart de nos animaux destinés à l'alimentation a été modifié en conséquence, souvent au détriment de leur santé et de la nôtre. Nous nourrissons ces bêtes à coups de céréales très énergisantes afin d'en accélérer la croissance, même les ruminants pourtant depuis toujours herbivores. Or même les animaux destinés à l'alimentation qui peuvent tolérer les céréales sont bien plus sains lorsqu'ils ont accès à des feuilles, comme le sont d'ailleurs leur chair et leurs œufs. Les produits de ces animaux contiennent certains types de matières grasses beaucoup plus sains (davantage d'oméga-3, moins d'oméga-6) et aussi des taux de vitamines et d'antioxydants sensiblement plus élevés. (Pour cette même raison, la viande d'animaux sauvages est particulièrement nutritive : reportez-vous à la règle numéro 31.) Cela vaut la peine, si vous en avez les moyens, de chercher au marché des produits d'animaux de pâturage, quitte à payer un supplément.

28

Si vous disposez de l'espace nécessaire, achetez-vous un congélateur.

Une fois que vous avez trouvé une bonne source de viande d'animaux de pâturage, je vous conseille d'en acheter une bonne quantité. Acheter de la viande en gros, par exemple un quartier de bouvillon ou un porc entier, est une bonne façon de bien s'alimenter à moindres frais. Les congélateurs que l'on réserve à cet effet sont étonnamment bon marché et économiques, car on les ouvre beaucoup moins souvent que la partie congélateur du frigo. Un congélateur vous permettra aussi de conserver des aliments du marché des producteurs et vous encouragera à acheter des fruits et des légumes en gros et en saison, alors qu'ils sont plus abondants et donc moins chers. Congeler a aussi l'avantage de ne pas diminuer de façon significative leur valeur nutritive.

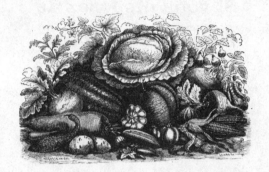

29

Mangez comme
un omnivore.

Que vous consommiez ou non des produits animaux, il est recommandé d'essayer d'enrichir
votre alimentation de nouvelles espèces, c'est-à-dire
de nouvelles sortes de végétaux, d'animaux et de champignons, et pas seulement de nouveaux aliments. La
diversité fulgurante des produits alimentaires offerts
dans les supermarchés est trompeuse parce que beaucoup d'entre eux sont fabriqués à partir de quelques
espèces végétales, dont la plupart, le maïs, le soja et
le blé sont des graines et non des feuilles. Plus vous
diversifiez votre consommation d'espèces, plus vous
avez de chance de couvrir tous vos besoins nutrition-
nels.

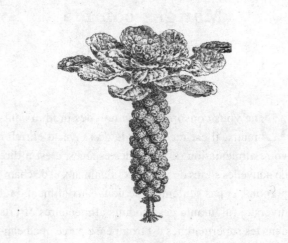

30

Mangez des aliments bien cultivés dans un sol en bonne santé.

Il aurait été plus facile de dire « mangez bio », car il est vrai que les aliments certifiés biologiques sont généralement bien cultivés dans un sol relativement en bonne santé, c'est-à-dire fertilisé au moyen de matières organiques plutôt que d'engrais chimiques (et aussi contenant peu ou moins de résidu de pesticides de synthèse et de produits pharmaceutiques). Cependant, il y a en Amérique un certain nombre de fermiers et de grands éleveurs exceptionnels qui, pour une raison ou pour une autre, n'ont pas la certification biologique, mais dont les excellents produits ne devraient pas être ignorés. (De la même façon, ce n'est pas parce qu'un aliment est étiqueté biologique qu'il est forcément bon pour la santé : les boissons gazeuses biologiques restent des boissons gazeuses, c'est-à-dire des sources importantes de calories entièrement vides.)

Il existe à l'heure actuelle un organisme de recherche qui appuie l'hypothèse avancée en premier lieu par les pionniers du bio, Sir Albert Howard et J. I. Rodale, selon laquelle les sols riches en matières organiques produiraient des aliments plus nutritifs, soit plus riches en antioxydants, en flavonoïdes, en vitamines et en minéraux. Or il va sans dire qu'au bout de quelques jours de transport, la qualité nutritionnelle de n'importe quel fruit ou légume se détériore. L'idéal est donc de rechercher des aliments à la fois bios *et* locaux.

31

Mangez des aliments sauvages lorsque c'est possible.

Deux plantes des plus nutritives, le chénopode blanc et le pourpier sont en fait des mauvaises herbes. Certains régimes alimentaires traditionnels parmi les plus sains, comme le régime méditerranéen, font grand usage de plantes sauvages. Or les champs et les forêts regorgent de végétaux plus riches en toutes sortes de produits phytochimiques que leurs cousins domestiqués. Pourquoi en est-il ainsi ? Parce que ces plantes sont obligées de se défendre contre les insectes nuisibles et les maladies sans aucune aide de notre part. Au cours de l'histoire, nous avons toujours eu tendance à privilégier la culture de plantes à saveur sucrée. Or bon nombre de ces végétaux aux substances naturelles de protection ont un goût amer. Par ailleurs, dans un souci de durée de conservation des aliments, nous avons involontairement choisi des plantes pauvres en acides gras oméga-3, car ces matières grasses s'oxydent rapidement et rancissent. Les animaux et les poissons sauvages méritent aussi une place dans votre alimentation quand cela est possible. Le gibier contient généralement moins de graisses saturées et plus de matières grasses salutaires que les animaux d'élevage, car la plupart des animaux sauvages mangent plutôt des végétaux de toutes sortes que des céréales (consultez la règle numéro 27).

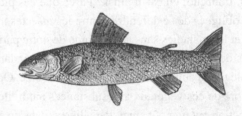

32

N'ignorez pas les petits poissons gras.

Les poissons sauvages font partie des aliments les plus sains. Cependant, de nombreuses espèces sont en voie de disparition à cause de la surpêche. Évitez les gros poissons du sommet de la chaîne alimentaire marine comme le thon, l'espadon ou le requin, car en plus d'être en voie de disparition, ils contiennent des quantités élevées de mercure. Heureusement, quelques espèces parmi les plus nutritives comme le maquereau, la sardine et l'anchois sont bien gérées et se trouvent parfois même en abondance. Ces petits poissons gras constituent un excellent choix alimentaire. Comme le dit le proverbe néerlandais : « Un pays qui consomme beaucoup de hareng peut s'en tirer avec moins de médecins. » [Traduction libre]

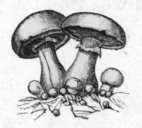

33

Consommez des aliments qui ont été prédigérés par des bactéries ou des champignons.

Bon nombre de cultures traditionnelles ne jurent que par les aliments fermentés, c'est-à-dire qui ont été modifiés par des microorganismes vivants fermentés, comme le yaourt, la choucroute, la sauce soja, le kimchi et le pain au levain. Ces aliments peuvent être une bonne source de vitamine B_{12}, nutriment essentiel absent des végétaux. (La vitamine B_{12} est produite par les animaux et les bactéries.) Beaucoup d'aliments fermentés contiennent aussi des probiotiques, bactéries bénéfiques qui, selon certaines recherches, amélioreraient les fonctions digestive et immunitaire et d'après certaines études, aideraient à réduire les réactions allergiques et l'inflammation.

34

Sucrez et salez vous-même votre nourriture.

Qu'il s'agisse de soupes, de céréales ou de boissons gazeuses, les boissons et aliments fabriqués industriellement contiennent bien plus de sel et de sucre que n'en mettrait une personne normale, même un enfant. En sucrant et en salant vous-même votre nourriture, vous l'ajusterez à votre goût, consommant du même coup seulement une fraction du sucre et du sel que vous consommeriez autrement.

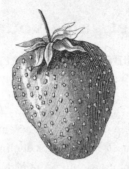

35

Mangez des aliments sucrés sous leur forme naturelle.

À l'état naturel, les sucres sont presque toujours accompagnés de fibres, ce qui ralentit leur absorption et vous procure un sens de satiété avant que vous n'ayez ingéré trop de calories. C'est pourquoi il vaut toujours mieux manger un fruit qu'en boire le jus. (D'une manière générale, les calories ingérées sous forme de liquide font davantage grossir parce qu'elles ne donnent pas un sentiment d'assouvissement. L'homme est un des seuls mammifères à continuer d'absorber des calories liquides une fois sevré.) Par conséquent, ne buvez pas vos sucres et rappelez-vous qu'une boisson gazeuse, par définition, ne peut pas être bonne pour la santé.

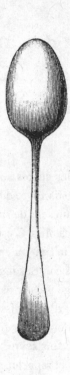

36

Ne mangez pas de céréales de petit déjeuner qui modifient la couleur du lait.

Cela devrait aller de soi. De telles céréales sont hautement transformées et bourrées de sucres raffinés et d'additifs chimiques.

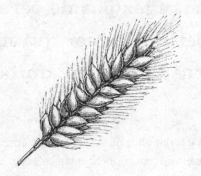

37

« Plus blanc ton pain, plus proche ta fin. »

[Traduction libre]

Ce conseil interculturel pour le moins direct, passé de génération en génération par les ancêtres juives et italiennes, indique que la notion de risque que présente la farine blanche pour la santé est connue de longue date. En ce qui concerne le corps humain, la farine blanche ne diffère pas beaucoup du sucre. En effet, à moins d'être enrichie, elle ne contient aucun des bons constituants (fibres, vitamines B, bonnes matières grasses) des grains entiers, et n'apporte pas beaucoup plus qu'une charge de glucose. Or les flambées glycémiques sont inflammatoires et causent des ravages dans notre métabolisme de l'insuline. Consommez des grains entiers et limitez votre consommation de farine blanche. Il s'avère, d'après certaines recherches récentes, que les grands-mères qui suivaient cette règle avaient raison. Les gens qui mangent beaucoup de grains entiers sont généralement en meilleure santé et vivent plus longtemps que les autres.

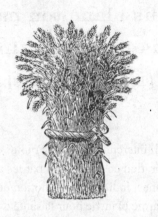

38

Privilégiez les types d'huiles et de céréales traditionnellement moulus sur pierre.

À l'époque où le meulage sur pierre était la seule façon de raffiner la farine et l'huile, celles-ci étaient généralement plus nutritives. En ce qui concerne les céréales, elles retiennent davantage de germe et de fibre lorsqu'elles sont moulues sur pierre, ce moyen ne permettant pas d'obtenir de la farine blanche. Tous les bienfaits nutritifs des grains, c'est-à-dire les fibres, les huiles bénéfiques et l'éventail complet de vitamine B sont sacrifiés lorsque les céréales sont moulues sur cylindres. (Comme je l'ai mentionné, les farines très raffinées ne diffèrent pas beaucoup du sucre.) De surcroît, les huiles plus récentes extraites par les moyens chimiques modernes ont tendance à contenir moins de bons acides gras et plus d'additifs que les huiles d'olive, de sésame, de palme et d'arachide obtenues de la façon traditionnelle.

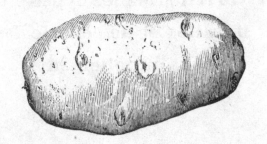

39

Mangez toute la malbouffe que vous voulez, tant que vous l'apprêtez vous-même.

Il n'y a rien de mal à manger des sucreries, de la friture, des pâtisseries et même à boire une boisson gazeuse de temps à autre. Cependant, les fabricants de produits alimentaires ont rendu ces douceurs autrefois chères et ardues à confectionner tellement bon marché et simples que nous en consommons tous les jours. La pomme de terre frite n'est devenue le légume le plus populaire d'Amérique que lorsque l'industrie alimentaire a pris en charge les corvées de lavage, d'épluchage, de coupe et de friture des pommes de terre, et puis aussi de nettoyage. Si vous faisiez toutes les frites que vous consommez, vous en mangeriez beaucoup moins souvent, ne serait-ce que parce que cela représente beaucoup de travail. Il en est de même du poulet frit, des chips, des gâteaux, des pâtisseries et des glaces. Savourez ces gâteries aussi souvent que vous êtes disposé à les confectionner. Cela risque fort de ne pas être tous les jours.

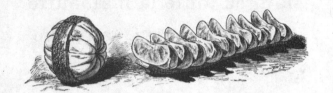

40

Soyez du genre à prendre des suppléments, mais sans toutefois en prendre.

On sait que les gens qui prennent des suppléments sont d'habitude en meilleure santé que les autres. Or on sait aussi que d'après certaines études menées dans des conditions contrôlées, la supplémentation s'avère inefficace dans la plupart des cas. Comment cela est-il possible? Ces personnes sont en bonne santé pour des raisons totalement indépendantes des suppléments qu'elles prennent. En général plus soucieuses de leur santé, plus éduquées et plus nanties, elles font probablement de l'exercice et consomment des grains entiers. Par conséquent, dans la mesure du possible, soyez *le genre* de personne qui prendrait des suppléments, mais mettez votre argent de côté. (Il y a cependant des exceptions à cette règle : les personnes souffrant d'une déficience nutritionnelle précise ou ayant plus de cinquante ans. Avec l'âge, nos besoins en antioxydants augmentent tandis que la capacité d'absorption de notre corps diminue. Aussi, si vous ne consommez pas beaucoup de poisson, cela ne vous ferait pas de tort de prendre aussi des suppléments d'huile de poisson.)

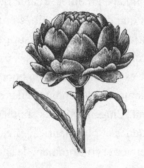

41

Ayez une alimentation plus conforme à celle des Français, des Japonais, des Italiens ou des Grecs.

Les personnes qui suivent les règles d'une culture alimentaire traditionnelle sont généralement en meilleure santé que nous, avec notre régime moderne occidental d'aliments transformés. N'importe quel régime traditionnel fera l'affaire : si un régime n'était pas sain, les peuples qui l'ont adopté n'existeraient plus. Il est vrai que certaines cultures alimentaires font partie intégrante de la société, de l'économie et de l'écologie humaine et que certaines voyagent mieux que d'autres ; la culture inuite par exemple voyage moins bien que la culture italienne. Lorsque vous empruntez une culture alimentaire, prêtez attention non seulement aux aliments, mais à *la façon* de manger. Dans le cas du paradoxe français par exemple, ce qui maintient ce peuple en bonne santé, ce n'est pas tant les nutriments (car les Français consomment beaucoup de graisses saturées et de farine blanche !), mais les habitudes alimentaires : les repas, pris tranquillement en commun, sont constitués de petites portions ; on ne se ressert pas et l'on ne grignote pas entre les repas. Soyez aussi attentif aux combinaisons d'aliments des cultures traditionnelles : en Amérique latine par exemple, traditionnellement, le maïs est cuit avec de la lime et accompagné de haricots. Cet aliment de base qui serait autrement déficient en nutriments devient ainsi la base d'un régime sain et bien équilibré. (Les haricots fournissent les aminoacides absents du maïs, et la lime fournit de la niacine.) Les peuples qui ont emprunté le maïs de la culture latino-américaine sans les haricots ou la lime se sont retrouvés avec d'importantes carences nutritionnelles responsables entre autres de la pellagre. Les régimes traditionnels sont plus que la somme de leurs composantes alimentaires.

42

Soyez sceptique face aux aliments non traditionnels.

L'innovation n'est jamais sans intérêt, mais lorsqu'il s'agit d'alimentation, mieux vaut aborder les nouvelles créations avec prudence. Si les régimes alimentaires sont le produit d'un processus évolutif selon lequel des groupes de personnes s'adaptent aux plantes, aux animaux et aux champignons d'un endroit précis, un nouvel aliment ou une innovation culinaire équivaut à une sorte de mutation. Il *peut* s'agir d'une évolution positive, mais cela risque fort de ne pas être le cas. Les produits du soja en sont un bon exemple. On consomme du soja sous forme de tofu, de sauce soja et de tempeh depuis de nombreuses générations, mais de nos jours, nous mangeons des nouveautés comme de l'«isolat de protéines de soja», des «isoflavones de soja» et de la «protéine végétale texturée» de soja, ainsi que des huiles de soja partiellement hydrogénées. Or on se demande si ces nouveaux aliments sont bons pour la santé. Comme l'a écrit un des principaux scientifiques de la FDA : «La confiance en la sécurité des aliments dérivés du soja repose manifestement davantage sur la croyance que sur de véritables données. »* Tant que nous n'aurons pas ces données, mieux vaut consommer du soja préparé de la façon asiatique traditionnelle que selon de nouvelles recettes inventées par les scientifiques de l'alimentation.

* SHEEHAN, D. M. "Herbal Medicines, Phytoestrogens and Toxicity: Risk: Benefit Considerations," *Proceedings of the Society for Experimental Biology and Medicine*, vol. 217 (1998): 379-385.

43

Accompagnez votre repas du soir d'un verre de vin.

L e vin n'est peut-être pas la panacée du régime français ou méditerranéen, mais il semble bien faire partie intégrante de ces modèles alimentaires. Nous disposons maintenant de beaucoup de preuves scientifiques à l'appui des bienfaits pour la santé de l'alcool qui viennent corroborer quelques siècles de croyance traditionnelle et d'observations empiriques. Conscients des effets de l'alcoolisme sur la société et la santé, les autorités de la santé publique répugnent à recommander l'alcool. Il n'en est pas moins vrai que les personnes qui boivent avec modération et de façon régulière vivent plus longtemps et sont beaucoup moins victimes de maladies du cœur que celles qui s'en abstiennent. Si l'alcool sous toutes ses formes semble réduire les risques de cardiopathies, les polyphénols présents dans le vin rouge (le resvératrol en particulier) pourraient avoir des qualités protectrices uniques. La plupart des experts recommandent pas plus de deux verres par jour pour les hommes, et un seul pour les femmes. Aussi, les bienfaits pour la santé de l'alcool pourraient dépendre autant de la façon de boire que de la quantité ingurgitée. En effet, boire un peu tous les jours vaut mieux que boire beaucoup le week-end, et boire en mangeant est préférable à boire à jeun. Peut-être un jour la science fera-t-elle la lumière sur les synergies complexes à l'œuvre dans un régime traditionnel comportant du vin. En attendant, nous pouvons nous émerveiller de toute la sagesse qui a été cumulée en la matière et lever notre verre à ce paradoxe.

TROISIÈME PARTIE

Comment devrais-je manger ?

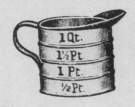

(Sans excès.)

Les règles énoncées au cours des deux parties qui précèdent concernent principalement ce que nous devrions manger. Celles qui suivent portent plutôt sur des questions un peu plus subtiles, mais tout aussi importantes : les mœurs, les habitudes alimentaires, les tabous et les lignes directrices tacites qui, ensemble, gouvernent la relation d'un individu (ou d'une culture) avec les aliments et la façon de manger. Votre *façon de manger* influence votre santé (et votre poids) autant que *ce que* vous mangez.

C'est peut-être bien la leçon la plus marquante à tirer du soi-disant paradoxe français : la raison mystérieuse (du moins pour les nutritionnistes) pour laquelle une population qui consomme toutes sortes d'aliments gras prétendument létaux et qui arrose tout cela de vin rouge est malgré tout en meilleure santé et plus mince que nous, et jouit aussi d'une meilleure longévité. Ce qui passe inaperçu aux yeux des nutritionnistes, c'est la relation tout à fait différente de la nôtre qu'entretient ce peuple avec la nourriture. Ne grignotant que rarement, se limitant à de petites portions servies dans de petites assiettes, les Français ne se resservent pas et consomment une grande partie de leur nourriture au cours de longs repas pris tranquillement en compagnie d'autres personnes. Les règles à l'origine de ces mœurs pourraient avoir plus d'importance que n'importe quel nutriment magique présent dans leur alimentation.

Les règles énoncées dans la présente section ont été conçues pour encourager une relation plus saine avec la nourriture, peu importe ce que vous mangez.

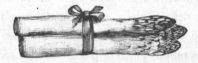

44

Payez plus,
mangez moins.

En ce qui a trait à la nourriture, comme à bien d'autres choses, on obtient ce pour quoi l'on paie. Il
y a aussi un compromis à faire entre la qualité et la
quantité. L'«expérience alimentaire» d'une personne,
c'est-à-dire la durée d'un repas ou le plaisir qu'elle
tire de ce qu'elle mange ne correspond pas forcément
avec le nombre de calories ingérées. Depuis maintenant de nombreuses années, notre système alimentaire
s'évertue à augmenter les quantités tout en réduisant
les prix, plutôt qu'à améliorer la qualité. Il n'y a pas à
s'en sortir : qu'ils soient mesurés à leur goût ou à leur
qualité nutritionnelle (ce qui souvent correspond), les
meilleurs aliments coûtent plus cher, parce qu'ils ont
été cultivés ou élevés de façon moins intensive et avec
plus de soin. Tous les Nord-Américains n'ont pas les
moyens de bien manger, et c'est une véritable honte,
mais ce n'est pas le cas de la plupart d'entre nous :
nous dépensons moins de 10 pour cent de nos revenus
en nourriture, soit moins que les citoyens de n'importe
quelle autre nation. Tandis que le coût des aliments,

calculé aussi bien en espèces qu'en efforts nécessaires à leur préparation, chute en Amérique du Nord, nous mangeons beaucoup plus (et dépensons aussi davantage en soins de santé). Si vous déboursez plus pour de meilleurs aliments, vous en mangerez probablement moins et les traiterez avec plus de soin. Et si ces aliments de meilleure qualité ont meilleur goût, il vous en faudra moins pour vous sentir rassasié. Préférez la qualité à la quantité, une expérience alimentaire à de simples calories. Comme le disaient nos grands-mères : « Il vaut mieux payer l'épicier que le médecin. »

45

... Mangez moins.

C'est probablement le conseil le moins bienvenu de tous. Il reste cependant que les arguments scientifiques à l'appui d'une alimentation considérablement réduite, peu importe notre poids, sont convaincants. Il a été prouvé à répétition qu'une « réduction de calories » ralentit le processus de vieillissement des animaux, et bon nombre de chercheurs sont convaincus que c'est là le lien par excellence entre le régime alimentaire et la prévention du cancer. Nous consommons bien plus que ce dont notre corps a besoin pour être en bonne santé ; l'excédent cause des ravages, et cela, pas seulement en matière de poids. Néanmoins, historiquement, nous ne sommes pas le premier peuple à lutter contre les défis liés à l'abondance alimentaire et les cultures précédentes ont imaginé divers moyens d'encourager l'idée de modération. Les règles qui suivent offrent quelques stratégies qui ont fait leurs preuves.

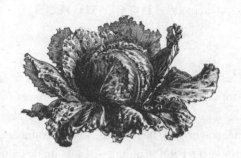

46

Cessez de manger avant d'être rassasié.

De nos jours, nous croyons qu'il est normal et approprié de manger jusqu'à être repu, mais certaines cultures conseillent explicitement de s'arrêter bien avant d'en être arrivé là. Les Japonais ont un dicton – *hara hachi bu* – selon lequel il est recommandé de cesser de manger dès qu'on se sent rassasié à 80 pour cent seulement ; dans la tradition ayurvédique, il faudrait s'arrêter dès 75 pour cent, alors que pour les Chinois, ce chiffre est de 70 pour cent. Le prophète Mahomet décrit quant à lui un ventre plein comme étant rempli à un tiers de nourriture, à un tiers de liquide et au dernier tiers d'air, c'est-à-dire de rien. (Remarquez l'écart relativement faible entre les chiffres formulés dans ces différents conseils ; ils oscillent entre 67 et 80 pour cent. À vous de choisir.) Les Allemands ont aussi une expression selon laquelle « il faut nouer le sac avant qu'il ne soit complètement rempli » [Traduction libre]. Aussi, combien sommes-nous à avoir des grands-parents qui parlent de quitter la table en ayant encore un peu faim ? En français, lorsqu'on a terminé de manger, on ne dit pas «I'm full» «(Je suis repu)» comme en Amérique, mais «Je n'ai plus faim». C'est une façon différente et sage de percevoir et d'anticiper l'état d'assouvissement. Par conséquent, plutôt que de vous demander si vous êtes repu, demandez-vous si votre faim est calmée. Ce moment arrivera ainsi plusieurs bouchées plus tôt.

47

Mangez par faim, et non pas par ennui.

Pour bon nombre d'entre nous, manger a étonnamment peu à voir avec la faim. Nous mangeons par ennui, pour nous réconforter ou nous récompenser. Prenez conscience de *la raison pour laquelle* vous mangez, et demandez-vous, avant et pendant, si c'est vraiment par faim. (Voici un test de bonne femme : si vous n'avez pas assez faim pour une pomme, vous n'avez pas vraiment faim.) La nourriture est un antidépresseur coûteux.

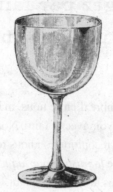

48

Consultez vos tripes.

L a plupart d'entre nous permettent à des signaux externes et généralement visuels de déterminer la quantité de ce que nous mangeons. Plus une portion est généreuse, par exemple, plus nous mangeons ; plus un verre est grand, plus nous le remplissons. Comme c'est le cas dans bien des domaines de la vie moderne, la culture alimentaire est devenue une culture de la vue. Cependant, quand il s'agit d'alimentation, on gagne à cultiver ses autres sens, car ils procurent souvent des informations plus utiles et plus justes. Il peut falloir vingt minutes avant que votre cerveau reçoive le signal que votre estomac est plein ; cela signifie que si vous mangez en moins de vingt minutes, le sentiment d'assouvissement se manifeste trop tard pour être utile. Par conséquent, prenez votre temps et prêtez attention à ce que vous dit votre corps, pas seulement votre sens de la vue. C'est à cela que faisaient allusion nos grands-parents quand ils parlaient d'« avoir les yeux plus gros que le ventre ».

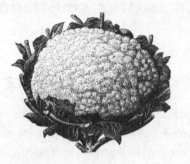

49

Mangez lentement.

E t cela, pas seulement parce que vous serez vraisemblablement plus en mesure de savoir quand vous arrêter. Prenez le temps qu'il faut pour savourer votre nourriture ; il vous en faudra moins pour vous sentir rassasié. Si ce que vous recherchez, c'est une expérience alimentaire plutôt qu'un simple apport calorique, plus vous prendrez votre temps, meilleure sera votre expérience. Il existe un proverbe indien qui reflète bien cette idée : « Bois ta nourriture, mâche ta boisson » [Traduction libre]. Autrement dit, mangez assez lentement et mâchez suffisamment longtemps pour liquéfier votre nourriture et gardez votre boisson en bouche quelques instants pour bien la goûter avant d'avaler. Cette recommandation semble peut-être un peu clinique, mais tâchez de la suivre au moins au point de goûter pleinement ce que vous avez dans la bouche. Une autre stratégie, encore bien ancrée dans les bonnes manières, consiste à poser sa fourchette entre chaque bouchée.

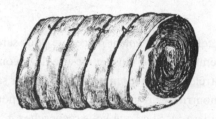

« Le festin est dans la première bouchée. »

[Traduction libre]

Si vous prenez cet adage à cœur, il vous sera plus facile de savourer votre nourriture et de manger plus lentement. En effet, la première bouchée sera toujours la meilleure et consécutivement, les autres vous procureront de moins en moins de plaisir. C'est ce que les économistes appellent la loi de l'utilité marginale décroissante qui préconise de savourer les quelques premières bouchées et de s'arrêter de manger plus tôt qu'on ne le ferait autrement. En continuant de manger, on consomme davantage de calories, sans forcément en tirer davantage de plaisir.

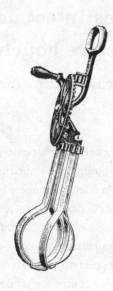

51

Passez autant de temps à savourer votre repas qu'il en a fallu pour l'apprêter.

Voilà une bonne mesure qui permet d'honorer le cuisinier, la cuisinière ou vous-même pour le soin apporté à la préparation du repas, et qui du même coup vous aidera à prendre le temps qu'il faut pour savourer celui-ci.

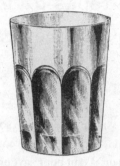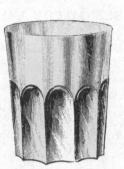

Procurez-vous des assiettes et des verres de plus petit format.

Plus une portion est généreuse, plus on mange – soit au moins 30 pour cent de plus. Bien conscients de cela, les spécialistes en marketing du domaine de l'alimentation gonflent nos portions afin de nous inciter à acheter davantage. Nous ne sommes cependant pas obligés d'agir de même chez nous, et devrions éviter de le faire. Un certain chercheur a découvert que le fait de remplacer une assiette de 30 centimètres par une autre de 25 permettait de réduire sa consommation de 22 pour cent.

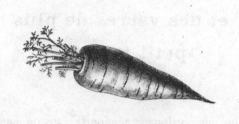

53

Servez-vous une portion appropriée et ne vous resservez pas.

On perd tout contrôle de la taille d'une portion lors-qu'on se ressert. Mais qu'est-ce qu'une portion appropriée ? La tradition populaire propose des règles simples et sensées basées sur votre taille. D'après un certain adage, on ne devrait jamais manger une portion de protéine animale plus grosse que son poing. Selon un autre, un repas devrait tenir dans le creux formé par les mains jointes en guise de coupe. Si vous devez tricher, attendez au moins quelques minutes avant de vous resservir ; vous vous apercevrez peut-être que ce n'est pas vraiment nécessaire, ou du moins pas autant que vous le pensiez.

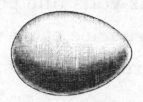

54

« Un petit-déjeuner de roi, un déjeuner de prince, un dîner de pauvre. »

Manger un gros repas tard dans la journée paraît malsain, bien qu'il n'existe aucune preuve scientifique à l'appui de cette croyance. Selon certaines recherches, manger avant de se coucher serait la cause d'un taux de triglycérides trop élevé, ce qui non seulement constitue un indice de cardiopathie, mais contribue à une prise de poids. Aussi, plus on est actif après un repas, plus l'énergie fournie par celui-ci est brûlée avant d'être emmagasinée par le corps sous forme de graisse. Toutefois, certains chercheurs sont d'avis qu'une calorie reste une calorie, peu importe l'heure à laquelle elle est absorbée. Il reste que même si cela est vrai, consommer la plus grande partie de sa nourriture en début de journée permet sans doute une absorption totale de calories moindre, étant donné que la plupart des gens ont moins faim le matin. Le vieil adage selon lequel il convient de se reposer après le déjeuner et de marcher après le dîner appuie ce principe.

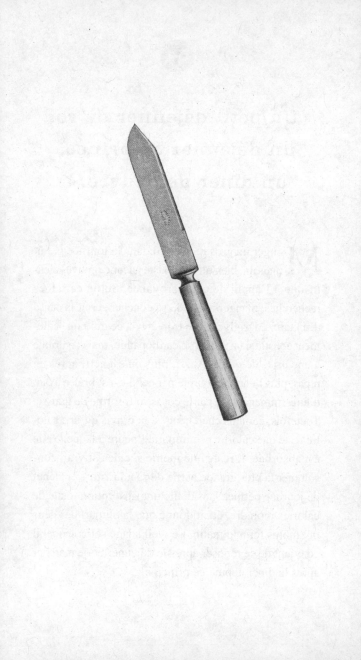

55

Prenez des repas.

Cette recommandation paraît presque aussi ridicule que « mangez de vrais aliments », mais de nos jours, cela n'est pas évident du tout. Nous grignotons plus souvent et partageons de moins en moins de repas. Les sociologues et les responsables d'études de marché qui étudient les habitudes alimentaires nord-américaines n'organisent plus leurs résultats en fonction du concept de plus en plus suranné qu'est le repas. Ils mesurent maintenant les « occasions de manger », rapportant que nous avons annexé aux *Trois Grands* que sont le petit-déjeuner, le déjeuner et le dîner, une quatrième occasion de manger qui dure tout au long de la journée : ce sont les boissons et les collations que nous consommons de manière continuelle en regardant la télévision, en conduisant, en travaillant, et ainsi de suite. (Selon une étude effectuée auprès d'Américains âgés de dix-huit à cinquante ans, un cinquième de leur consommation totale serait ingéré en voiture.) En théorie, si grignoter, c'est-à-dire prendre cinq ou six collations au cours de la journée semble assez logique, en pratique, les gens qui mangent ainsi finissent souvent par manger non seulement plus, mais davantage de produits transformés. Par conséquent, à moins de pouvoir limiter vos collations à de vrais aliments, tenez-vous-en aux repas.

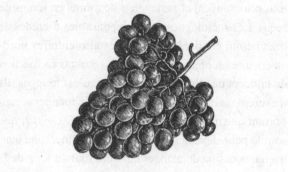

56

Limitez vos collations à des aliments végétaux à l'état naturel.

Vous rappelez-vous le vieux tabou contre les collations prises entre les repas ? Des décennies de marketing alimentaire bien résolu ont effacé ce concept de notre conscience. Cependant, ces 500 calories supplémentaires que les Nord-Américains ont rajoutées à leur régime alimentaire journalier depuis 1980 (début de l'épidémie d'obésité) sont apparues sous forme de collations bourrées de sel, de matières grasses et de sucre. Si vous voulez faire des collations, essayez de vous en tenir à des fruits, des légumes et des fruits à coque.

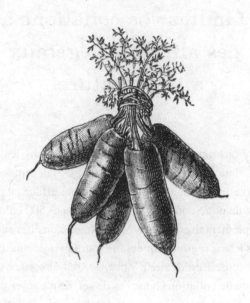

57

N'achetez pas votre combustible là où vous achetez celui de votre voiture.

Nos stations-service font maintenant plus d'argent en vendant de la nourriture (et des cigarettes) qu'en vendant de l'essence. Mais quel type de nourriture : mis à part peut-être le lait et l'eau, ce ne sont que des collations très transformées, non périssables, et des boissons gazeuses excessivement sucrées vendues dans des bouteilles de 590 millilitres. Nos stations-service sont devenues des « points de ravitaillement de maïs transformé » multifonction : dehors, on cherche à vous vendre de l'éthanol pour votre voiture, et à l'intérieur, du sirop de maïs pour vous. Ne mangez pas là.

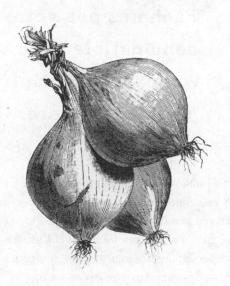

58

Ne mangez qu'à table.

Non, un bureau, ce n'est pas une table. Si nous mangeons tout en travaillant, en regardant la télévision ou en conduisant, nous mangeons sans y penser. Résultat : nous ingurgitons bien plus que si nous étions attablés, concentrés sur ce que nous faisons. Ce phénomène peut être testé (et mis à profit) de la façon suivante : installez un enfant devant le poste de télévision et placez devant lui un bol de légumes frais. Il les mangera tous, souvent même ceux auxquels il ne touche généralement pas, et cela, sans même s'en apercevoir. C'est l'exception qui confirme la règle. Lorsque vous mangez ailleurs qu'à table, tenez-vous-en à des fruits et à des légumes.

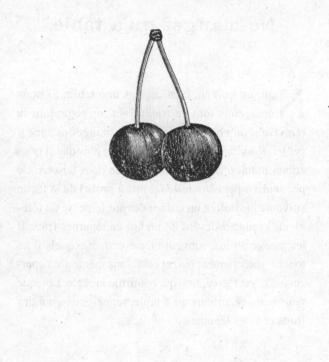

59

Tâchez de ne pas
manger seul.

En Amérique, nous avons de plus en plus tendance à manger seuls. Même si, d'après certaines recherches, les petits mangeurs mangent davantage lorsqu'ils sont en compagnie d'autres personnes (peut-être parce qu'ils passent ainsi plus de temps à table), les personnes enclines à trop manger ont au contraire tendance à réduire leur consommation lors de repas en commun, si ce n'est parce qu'on est moins susceptible de s'empiffrer sous le regard des autres. Les activités déployées autour de la table ne se limitant généralement pas à la simple ingestion, on a aussi tendance à manger plus lentement. Tout cela explique que les responsables du marketing de produits alimentaires misent en grande partie sur notre consommation devant la télévision ou dans la voiture. Lorsque nous mangeons seuls, nous mangeons plus. Cependant, les avantages à tirer d'une régulation de notre appétit ne s'arrêtent pas là. Les repas en commun ont l'avantage d'élever le processus biologique d'alimentation au niveau de rituel familial et collectif.

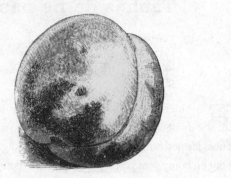

60

Traitez les gâteries
comme telles.

Il n'y a rien de mal à se faire plaisir lors d'occasions spéciales, tant que vous ne faites pas de tous les jours des occasions spéciales. Voici un autre exemple d'ennuis que nous devons à l'externalisation de la préparation de notre nourriture : les grandes sociétés ont mis des aliments autrement coûteux ou chronophages comme le poulet frit, les pommes de terre frites, les pâtisseries et les glaces, à la portée de tous. Le poulet frit est tellement laborieux à préparer que l'on n'en faisait pas, à moins d'avoir des invités et beaucoup de temps devant soi. Le temps nécessaire à sa préparation mettait un frein à la gourmandise. Consommés à l'occasion, ces aliments font partie des grands plaisirs de la vie. Il n'est donc pas question de s'en priver, mais il faut rétablir le sens d'occasion spéciale. Comment ? Par exemple en commençant par les préparer soi-même ; si vous confectionnez vous-même le dessert, vous ne vous donnerez pas cette peine tous les jours. Vous pouvez aussi réserver la consommation de tels aliments aux fins de semaine ou aux occasions spéciales entre amis.

Certaines personnes ont pour règle : pas de grignotage, une seule et unique assiettée, aucune sucrerie – sauf le week-end.

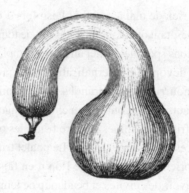

61

Laissez un petit quelque chose dans votre assiette.

Nous sommes nombreux à nous être fait dire, enfants, par nos parents, qu'il ne fallait rien laisser dans son assiette, une directive qu'une fois adultes, nous avons peut-être prise un peu trop au sérieux. Toutefois, une tradition plus ancienne et plus saine veut qu'il soit plus distingué de ne *pas* terminer jusqu'à la dernière bouchée. « Par politesse, laisse un petit quelque chose dans ton assiette » disait-on autrefois aux enfants, ou encore « Mieux vaut jeter que s'arrondir. » [Traductions libres] Exercez-vous à *ne pas* nettoyer votre assiette ; cela vous aidera à moins manger à court terme et à vous maîtriser à long terme.

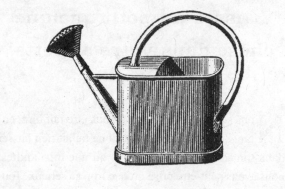

62

Aménagez-vous un jardin potager si vous en avez l'espace, ou autrement une jardinière.

Qu'est-ce que le fait de faire pousser ses propres légumes a à voir avec sa relation envers la nourriture et l'alimentation? Tout. Prendre part aux processus complexes et toujours passionnants de l'autosubsistance est le moyen le plus sûr d'échapper à la culture de la restauration rapide et aux valeurs implicites, à savoir: que la nourriture devrait être toute prête, bon marché et facile à manger; que la nourriture est un produit fabriqué, et non un produit de la nature; que la nourriture est plus un carburant qu'une forme de communion avec les autres et aussi avec d'autres espèces, autrement dit avec la nature. Sur un plan plus pratique, vous consommerez les produits de votre jardin, c'est-à-dire les plus nutritifs qui soient; du même coup, vous ferez de l'exercice (au plein air et loin de vos écrans); vous économiserez de l'argent (selon l'organisme de

jardinage la National Gardening Association, un inves-
tissement de soixante-dix dollars dans un jardin potager
rapporte pour six cents dollars de produits). Vous serez
de surcroît plus apte à suivre la règle essentielle qui
suit.

63

Cuisinez.

En théorie, que vous cuisiniez pour vous-même ou que vous laissiez quelqu'un le faire à votre place ne devrait pas changer grand-chose à votre santé. Cependant, à moins d'avoir les moyens de vous payer un chef qui prépare les repas en suivant vos instructions précises, laisser d'autres personnes cuisiner à votre place signifie perdre le contrôle de ce que vous mangez, aussi bien du point de vue des portions que des ingrédients. Cuisiner vous-même est la seule façon sûre de reprendre la maîtrise de votre alimentation des mains des scientifiques et de l'industrie de transformation alimentaire et de vous assurer que vous mangez de vrais aliments et non des substances comestibles ayant l'apparence d'aliments avec leurs huiles malsaines, leur sirop de glucose à haute teneur en fructose et leur excès de sel. Il n'est pas surprenant que le déclin de la cuisine maison corresponde à la hausse de l'obésité. Les recherches indiquent que les personnes qui font la cuisine sont plus aptes à manger sainement.

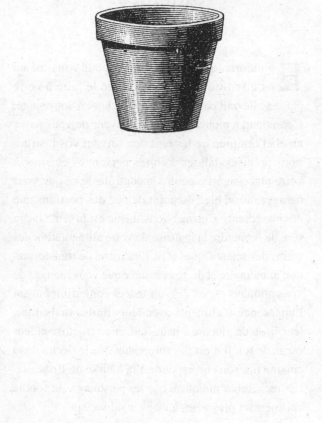

Enfreignez les règles
de temps à autre.

Être obnubilé par des règles alimentaires est dommageable pour le bonheur et sans doute aussi pour la santé. Notre expérience au fil des quelques dernières décennies nous porte à croire que le fait de nous mettre au régime et de trop nous préoccuper de nutrition ne nous rend ni plus sains, ni plus minces. Ce qui importe, c'est d'adopter une attitude décontractée envers l'alimentation. Il y aura des occasions spéciales où vous voudrez jeter ces règles par la fenêtre. Tout ne sera pas perdu pour autant (surtout si vous retenez la règle numéro 60). Ce qui importe, ce ne sont pas les occasions spéciales, mais vos habitudes quotidiennes : celles qui, « par défaut », gèrent votre alimentation les jours normaux. « Il faut user de tout avec modération », entend-on souvent. Il ne faut cependant jamais oublier le mot sage de la fin parfois attribué à Oscar Wilde qui aurait ajouté : « surtout de la modération. »

Remerciements

Je tiens à remercier tous ceux et celles qui m'ont aidé à élaborer le présent livre, bon nombre desquels j'ignore le nom, et bon nombre desquels ne savent même pas qu'ils m'ont aidé. Je suis cependant heureux de pouvoir nommer quelques personnes. Après lecture de mon manuscrit, le docteur David Ludwig m'a fait beaucoup d'excellentes suggestions ; il a aussi relevé plusieurs erreurs, mais ne doit pour autant être tenu responsable d'erreurs restantes. Son enseignement en matière de nutrition m'a été d'un secours inestimable, comme celui de la docteure Daphne Miller, qui a fourni plusieurs règles mémorables tirées de sa pratique médicale et d'études approfondies sur le terrain concernant les régimes alimentaires traditionnels du monde entier. J'ai aussi appris énormément sur l'alimentation et la santé lors de mes conversations avec Marion Nestle, Walter Willett et Joan Gussow, même si tous trouveront certainement à redire sur le contenu de ces pages. Je remercie particulièrement Tara Parker-Pope du *New York Times* pour m'avoir permis de solliciter des règles sur son blogue, et aussi ses lecteurs, dont la réponse massive a infiniment enrichi ce projet. Merci encore à mon vieil ami et collègue Michael Schwarz qui a lu mon manuscrit et en a amélioré le style. Merci encore aussi à Amanda Urban et à l'équipe exceptionnelle d'ICM, ainsi qu'à la merveilleuse équipe de Penguin, et en particulier à Ann Godoff, Lindsay Whalen, Holly Watson et Rachel Burd. Je suis très reconnaissant envers Malia Wollan pour ses recherches et son travail d'édition de première classe. Les recherches et le travail de vérification des faits d'Adrienne Davich m'ont été d'une aide précieuse. Pour terminer, je remercie de tout cœur Judith et Isaac, les meilleurs compagnons de table qui soient : vos idées et vos propos (pour ne pas parler de vos talents de cuisiniers) me nourrissent toujours et ont particulièrement nourri ce livre.